TRAITEMENT

Préservatif et Curatif

DU

CHOLÉRA-MORBUS,

PAR

M. DEMEURE,

Médecin-Homœopathe,

Membre de la Société Gallicane de médecine homœopathique
de Paris.

(Similia similibus curantur.)

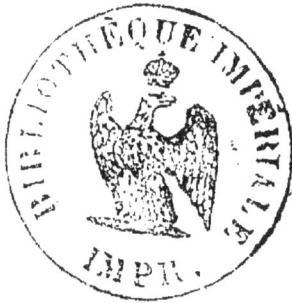

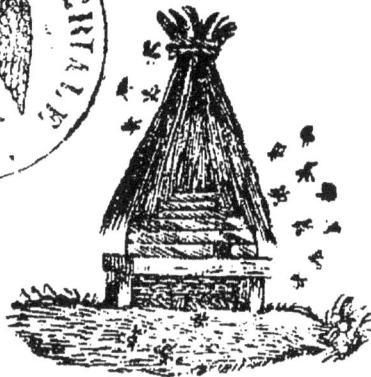

ABBY,

S. RODIÈRE, IMPRIMEUR-LIBRAIRE.

1854.

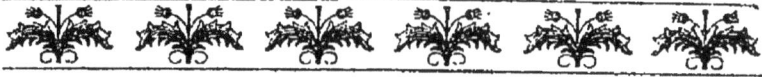

TRAITEMENT

Préservatif et Curatif

DU CHOLÉRA-MORBUS.

Le choléra nous entoure comme un cercle me-
naçant ; une crainte vague s'empare de tous les
esprits. Il est bon que l'on cherche à rassurer
ses concitoyens en leur disant qu'on a obtenu
de grands succès à Marseille, par la méthode
homœopathique ; aussi tous les homœopathes
doivent-ils s'encourager des résultats si brillam-
ment obtenus sur cette affreuse maladie : c'est
ce qu'ils font en préparant leurs armes dans le
calme et la sécurité que leur inspire la pos-
session de leurs ressources. Ils disent aux po-
pulations effrayées : Rassurez-vous ; atteints du

choléra, nous vous guérirons ; bien portants, nous vous soustrairons à ses atteintes !

Nouveaux Genner, nous avons des prophylactiques pour vous rendre inaccessibles à son influence, et si un jour le choléra devenait endémique en nos contrées, il serait obligatoire, devant la loi, de prendre contre lui des préservatifs homœopathiques, comme la vaccine est obligatoire contre la variole.

Pour découvrir ces remèdes, l'homœopathie n'a pas eu besoin de faire de grands efforts d'imagination, elle a regardé tout simplement dans sa matière médicale, et en a retiré une ample moisson de ressources contre ce terrible ennemi.

Elle en agit de même lorsqu'elle a besoin de remèdes infaillibles contre la fièvre typhoïde, contre la fluxion de poitrine, contre les convulsions des enfants, contre le carreau, contre les maladies mentales, contre les maladies nerveuses et contre la variole, qui n'est plus entre ses mains qu'une maladie ordinaire et dont elle préserve même des affreux stygmates, etc.

Traitement préservatif du choléra.

Trois médicaments sont conseillés par tous les homœopathes : ce sont le *veratrum*, l'*arsenicum* et le *cuprum*.

Aussitôt que le choléra a fait son apparition dans la contrée, on prend un globule de *veratrum*, le matin à jeun ; quatre jours après, un globule d'*arsenicum*, et quatre jours après, un globule de *cuprum*; on revient ensuite au *veratrum*, et ainsi de suite tant que le choléra subsistera dans le pays.

M. Chargé, docteur homœopathe, à Marseille, annonce que, d'après son expérience, il peut affirmer de la manière la plus absolue que tous ceux qui prendront ces préservatifs seront à l'abri du choléra.

Soins hygiéniques.

On ne changera rien à sa manière de vivre ; on évitera par-dessus tout les excès dans le boire et dans le manger, les refroidissements, les travaux énervants de corps et d'esprit, les passions désordonnées, les veillées prolongées ; on se privera de fruits ; on ne sortira le matin sans avoir pris quelque chose ; il faut que les soins de propreté soient sans reproches sur sa personne, autour et dans l'intérieur de son habitation.

Choléra prémonitoire.

Mais si le choléra se déclarait autour de soi, il serait bon d'être toujours muni d'un flacon d'*esprit de camphre de Hahnemann.*

Tout symptôme insolite, non habituel au sujet qui en est atteint (ordinairement un froid général), doit être réputé cholérique. Il faut de suite coucher le malade dans un lit convenablement couvert; on verse quelques gouttes d'*esprit de camphre* dans un verre d'eau fraîche, on agite le mélange et on administre une cuillerée à café toutes les cinq, dix, quinze ou trente minutes, suivant l'intensité des symptômes.

Si l'on s'était trompé, et qu'on n'eût pas eu affaire à un cas de choléra, le traitement par le *camphre* n'entraînerait à sa suite aucun inconvénient.

On peut, pour plus amples renseignements, consulter la pathogénésie du *camphora*, à la fin de cette notice.

Après quelques doses (ordinairement la quatrième ou la cinquième), la chaleur revient à la périphérie, une sueur bienfaisante gagne tout le corps.

On éloigne les doses de *camphre* à mesure du retour à l'état normal, en les continuant jusqu'au rétablissement complet.

Quand la maladie est ainsi prise à son début, la guérison est aussi sûre que rapide; mais il n'y a pas un moment à perdre, parce que le *camphre* n'est homœopathique qu'à ce moment, c'est-à-dire à sa première période.

Mais si on avait à traiter un cas de choléra plus intense, et qu'on eût laissé passer inaperçue cette première période, alors il y a :

Vomissements aqueux ou jaunâtres ;

Diarrhée jaunâtre avec ténesme après les selles ;

Dans ce cas, on administrerait l'*ipecacuanha* : trois globules dans un demi-verre d'eau, une cuillerée à bouche toutes les demi-heures.

S'il y avait les symptômes suivants :

La langue couverte d'un enduit jaunâtre assez épais, auquel le doigt s'attache lorsqu'il le touche ;

Vomissements nuls ou rares ;

Borborygmes bruyants dans le ventre ;

Coliques ;

Faiblesse dans les jambes ;

Selles, d'abord composées de matières fécales, puis de plus en plus aqueuses, ressemblant à de l'eau de riz ;

Urines rares ;

Face décomposée ;

L'*acidum phosphoricum* est le remède par excellence : trois globules dans un demi-verre d'eau, une cuillerée à bouche toutes les demi-heures, ou toutes les heures, suivant l'intensité des douleurs, suffiront pour dissiper ces symptômes.

« Que ces instructions soient suivies à la lettre
» et, j'en réponds (c'est encore M. Chargé qui parle);
» d'après mon expérience, et d'après celle de plu-
» sieurs centaines de mes collègues, le choléra sera
» toujours enrayé dans sa marche, sans que le ma-
» lade ait fait un pas de plus vers la mort, sans
« même qu'il ait subi de nouvelles tortures. »

Traitement du choléra arrivé à un haut période de gravité.

La voix est altérée, affaiblie, à peine perceptible,
ou bien elle est rauque et comme flûtée;

Amaigrissement profond;

Faiblesse excessive;

Yeux caves, regard éteint;

Sens émoussés;

Froid glacial de tout le corps, et surtout des extrémités, du visage et de la langue;

Peau baignée d'une sueur froide et visqueuse;

Urines supprimées;

Selles involontaires chargées de grumaux et sans
odeur;

Soif violente, désir d'eau froide; aussitôt après
avoir bu, vomissements des boissons ingérées;

La matière des vomissements est analogue à celle
des selles;

Le ventre est déprimé, ordinairement insensible
à la pression, ou très-sensible;

Les battements du pouls sont de moins en moins perceptibles;

La respiration s'embarrasse et devient très-pénible;

L'haleine est froide;

Le *veratrum* est ici le remède souverain : trois globules dans un verre d'eau, une cuillerée à bouche toutes les dix minutes, en éloignant les doses à mesure de l'amélioration.

Sous l'influence de ce remède, on voit les vomissements diminuer de plus en plus de fréquence et s'arrêter, la chaleur revenir, le pouls plus sensible, la respiration plus libre, les forces se relever.

On laissera librement se déployer cette heureuse réaction.

Pour boisson, de l'eau fraîche ou de petits morceaux de glace.

Si, à l'ensemble des symptômes qui ont déterminé le choix du *veratrum*, l'observation ajoute, comme symptômes dominants, des crampes répétées, très-douloureuses, qui arrachent des cris et des gémissements au malade, le *cuprum* sera impérieusement indiqué : trois globules dans un verre d'eau à prendre par cuillerées à bouche, d'heure en heure, ou au besoin, alternées avec le *veratrum*, en éloignant toujours les doses à mesure que l'amélioration fait des progrès.

Le *veratrum* et le *cuprum* embrassent ainsi dans leur sphère d'action les symptômes les plus essentiels et les plus caractéristiques du choléra confirmé;

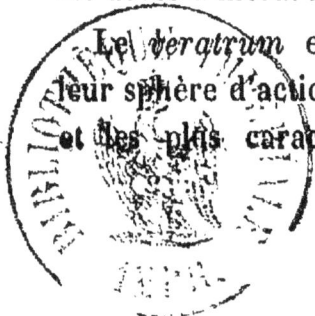

aussi, dans les cas les plus graves, est-ce ordinairement à ces deux médicaments qu'il faut recourir.

On peut dire le plus ordinairement et non pas toujours, parce que les symptômes du choléra grave ne sont pas constamment les mêmes, et que, pour être spécifique d'une maladie, un remède a besoin de couvrir l'universalité des symptômes. C'est là ce qui constitue la grande supériorité de l'homœopathie, de pouvoir varier son traitement autant de fois que la maladie peut varier dans ses manifestations symptômatiques.

Il ne faut pas perdre de vue que ce n'est pas quelques symptômes isolés qu'il faudra prendre pour guide de son traitement, mais bien la totalité des symptômes.

Or, dans le choléra, l'ensemble des symptômes peut varier, et c'est ce qui explique pourquoi le *veratrum* et le *cuprum*, quoique devant être rangés en première ligne, peuvent quelquefois ne pas suffire.

Si, aux symptômes qui ont appelé le *veratrum* et le *cuprum* viennent s'ajouter :

Une grande angoisse avec crainte de la mort ;

Une agitation extrême qui oblige le malade à se remuer constamment, à se découvrir, à sortir de son lit ;

Un sentiment de brûlure au creux de l'estomac, comme par un charbon allumé ;

Ces derniers symptômes, à quelques périodes de

la maladie qu'ils se présentent, réclament avant tout l'*arsenicum* : trois globules dans un verre d'eau, une cuillerée à bouche toutes les demi-heures d'abord, puis à des intervalles de plus en plus éloignés, à mesure que l'amélioration fait des progrès.

Chez les sujets affaiblis par l'âge ou par des souffrances antérieures, et surtout s'il y a :

Tête embarrassée, étourdie comme par ivresse;

Les sens émoussés (particulièrement l'ouïe);

Découragement profond;

Préoccupation constante de la mort;

C'est au *secale cornutum* qu'il faut s'adresser.

Ce médicament est encore salutaire lorsque le vomissement est apaisé en totalité ou en partie, mais que la matière des selles ne change pas de couleur, que tout annonce que la bile n'a pas encore paru dans le tube intestinal.

Sous son influence, les selles deviennent jaunes ou vertes, ce qui est un excellent augure pour une terminaison heureuse et prochaine de la maladie.

Son mode d'administration est le même que celui de *veratrum*, même dose, même répétition.

Dans le cas où on ait laissé parcourir au choléra sa marche croissante,

La peau présente alors, dans toute son étendue, une coloration bleue bronzée (cyanose);

La main appliquée sur le corps du malade éprouve la sensation de froid glacial, comme le ferait éprouver le corps d'un cadavre ;

Le globe de l'œil est tourné en haut de l'orbite, le blanc seul apparaît terne et enfoncé ;

La voix est tout-à-fait éteinte ;

Oppression excessive ; — le malade manque d'air et s'agite pour en trouver ;

Respiration lente, difficile ; — haleine froide et glacée ;

Les battements des artères ne sont plus perceptibles au toucher.

Dans ce moment suprême, l'homœopathie n'a pas dit son dernier mot, et le *carbo vegetabilis* a souvent réussi d'une manière inespérée pour rappeler une vie qui paraissait éteinte.

On en déposera quatre globules dans un verre d'eau et on donnera au malade, de cette solution, une cuillerée à bouche toutes les cinq, dix, quinze ou trente minutes, suivant le plus ou moins de gravité des symptômes.

Après une heure d'attente, si le *carbo vegetabilis* est demeuré sans effet, il faut recourir à l'*acidum hydrocyanicum*, trois globules à la fois répétées, en solution dans un verre d'eau, à des intervalles plus ou moins rapprochés.

Période de réaction.

Le pouls prend quelque développement ; — il devient de plus en plus sensible ;

La chaleur revient,

La respiration devient plus large et plus profonde.

Si la réaction est franche et modérée, il suffit de surveiller le régime du malade, d'empêcher qu'il ne prenne trop tôt des aliments solides, pour que sa santé se rétablisse complètement.

Mais il peut arriver que la réaction soit incomplète, alors la chaleur a lieu d'une manière insuffisante par une faible transpiration, une faible sécrétion d'urine; amélioration qui disparaît bientôt pour faire place à plusieurs des symptômes caractéristiques de la maladie précédemment énoncés.

La réaction sera toujours soutenue par les médicaments qui l'auront provoquée; alors on ne devra pas craindre de revenir aux médicaments sous l'influence desquels elle s'est manifestée, et d'en répéter les doses autant de fois que le besoin s'en fera sentir.

Il peut arriver que la réaction affecte une forme inflammatoire, caractérisée par la chaleur, la sécheresse de la peau, la soif, la dureté du pouls, la céphalalgie; la langue est un peu rouge dans toute son étendue, la respiration s'accélère.

L'*Aconitum* sera le remède approprié : deux globules dans six cuillerées à bouche d'eau; une cuillerée toutes les deux heures.

S'il y avait délire, agitation, la *belladona* serait le spécifique : un globule dans six cuillerées à bouche d'eau, une cuillerée toutes les deux heures.

Quelquefois l'expression de la face est celle de

l'imbécillité; le regard est stupide, la langue rouge, sèche, rapeuse, quelquefois même noirâtre ou croûteuse.

Etat de stupeur, — le malade ne répondant que lentement aux questions qu'on lui adresse.

Ces symptômes dont l'ensemble constitue l'état typhoïde, trouvent leur remède dans la *bryonia* : un globule dans six cuillerées à bouche d'eau, une cuillerée toutes les quatre heures.

Convalescence.

Le traitement homœopathique, opérant par voie directe et spécifique, atteint la maladie dans sa source et met les malades à l'abri de ces convalescences interminables qui demeurent exclusivement l'apanage de l'autre médecine; cependant après une secousse aussi violente il n'y aurait rien d'étonnant que des malades éprouvassent une faiblesse générale.

On remédiera sûrement à cette faiblesse par le *china* à la dose d'un globule.

Ces notes ont été extraites des meilleurs ouvrages homœopathiques spéciaux, et surtout de la remarquable brochure du docteur Chargé.

Si une instruction d'un autre médecin homœopathe tombait entre les mains de celui qui posséderait la mienne, on pourrait remarquer que j'ordonne un moins grand nombre de globules; la raison est que j'ai donné à mes globules une grosseur plus considérable, afin de ne pas renchérir sur l'étrangeté *apparente* de la médecine homœopathique.

———•◦•———

MATIÈRE MÉDICALE.

POUR justifier l'emploi des médicaments énoncés dans ce mémoire, je vais exposer succintement les symptômes de la matière médicale homœopatique qui ont rapport au choléra, afin que, si des symptômes observés ne se trouvaient pas indiqués dans l'exposé des périodes cholériques, on puisse les retrouver dans la matière médicale, pour s'autoriser dans cet emploi. Ainsi apparaîtra dans tout son jour à ceux qui veulent se rendre raison des choses, le mécanisme des traitements homœopathiques.

Ceux qui sourient de pitié à la simple idée homœopathique ne se doutent pas du côté sérieux qu'offre cette doctrine, du dévouement qu'elle impose à ceux qui se vouent au soulagement de leurs semblables, et des souffrances qu'il faut endurer dans les essais de ses remèdes; souffrances qui nous permettent de racheter nos semblables des douleurs et de la mort corporelle, souffrances méritoires devant Dieu et devant les hommes, nous faisant ainsi imiter notre divin maître qui a souffert les tourments les plus inouïs et la mort ignominieuse pour nous racheter de la mort éternelle.

ACIDUM HYDROCYANICUM. — Pâleur générale, — teinte bleuâtre de la peau, — abattement, — faiblesse excessive, — paralysie des extrémités inférieures, puis supérieures, puis raideur de ces parties, — pulsation insensible, — diminution de la chaleur vitale, — émoussement des sens, — insensibilité aux influences extérieures, — perte de connaissance, — yeux demi-ouverts, fixes, immobiles, insensibles à la clarté, — paupières ouvertes et immobiles, comme paralysées, — visage caduc, pâle et bleuâtre, — teint terreux et gris, — contraction effroyable des muscles de la face, — perte de la parole, — respiration gémissante, râleuse, lente, très-difficile, avec râle muqueux, — respiration anxieuse, — paralysie des poumons, — sensation d'étouffement, — douleur dans la poitrine, — battements de cœur toujours plus faibles.

ACIDUM PHOSPHORICUM. — Teint sale, — tête entreprise, — langue visqueuse, au point que le doigt qui

la touche y adhère , — borborygmes dans le ventre ,
— diarrhée , d'abord d'un blanc verdâtre , plus tard
muqueuse et aqueuse , — évacuations nocturnes et
involontaires , — selles avec évacuations d'aliments
non digérés , — soif inextinguible , — sensation de
froid ou de brûlement à l'estomac.

Aconitum. — Lorsqu'il se déclare , pendant la réaction , une fièvre inflammatoire , avec chaleur sèche , — grande soif , — pouls dur et fréquent , —
urine rouge-foncé sans dépôt.

Arsenicum. — Frigidité de tout le corps avec sueur
froide et visqueuse , — chûte rapide des forces , —
faiblesse croissante jusqu'à prostration complète , —
peau sèche et froide avec chaleur intérieure , —
pouls imperceptible , tremblant , petit et intermit-
tent , — inquiétude extrème avec crainte d'une
mort prochaine , — grande angoisse et jactation ,
— yeux caves , cernés , comme éteints et jaunâtres , paupières bleuâtres , — bourdonnement d'o-
reilles et surdité , — face hyppocratique , décomposée ,
pâle , terreuse , — teint plombé avec nez effilé et
taches bleu-noirâtre sur le nez , — bouche ou-
verte , lèvres et langue sèches , noirâtres et gercées ,
— Voix faible , à peine perceptible. — Cris plaintifs
d'une voix enrouée , — angoisse de poitrine et de
cœur , — crampes aux mollets , — soif continuelle
et inextinguible , sans beaucoup boire , — vomisse-

ments aussitôt après avoir bu, — diarrhée avec brûlement dans le ventre, — vomissement violent de matières aqueuses, séreuses, avec diarrhée semblable, — grande angoisse avec douleurs brûlantes, — sensation de feu dans l'estomac et au ventre, comme des charbons ardents.

Belladona. — Chaleur brûlante et rougeur de la peau, — délire avec jactation et grande agitation, — le malade rejette les couvertures et veut s'enfuir, — sommeil soporeux duquel on ne peut tirer le malade qu'en le remuant fortement, dans lequel il retombe aussitôt qu'on ne lui adresse plus la parole, — pouls plein, plus ou moins, — stupeur, — yeux à demi-fermés, convulsés en haut, — grincement des dents, — contorsion de la bouche, — écume à la bouche, — désir de boissons froides.

Bryonia. — Fièvre typhoïde, cérébrale avec délire, constipation, urines brunâtres, toux avec élancements dans les côtés de la poitrine, — sensation de faiblesse générale, — frissons avec tremblement, avec chaleur au visage, avec effroi, — sueur abondante, — délire dès qu'on ferme les yeux.

Camphora. — Malaise, — lourdeur de tout le corps, — affaissement des forces, — évanouissement, — difficulté de remuer les membres, — froid de tout le corps avec pâleur mortelle du visage, suivie de chaleur du corps et du visage, — anxiété, — émoussement des sens, — serrement des mâchoires, — crampes légéres dans les mollets et autres muscles, — mouvements convulsifs des doigts.

CARBO VEGETABILIS. — Paralysie complète, — absence totale du pouls, ou bien, état soporeux avec congestion pulmonaire et cérébrale, — oppression, — joues rouges et couvertes d'une sueur visqueuse, — grande faiblesse des muscles fléchisseurs, — accablement excessif, — chûte complète des forces.

CHINA. — Faiblesse opiniâtre après de fortes maladies, sommeil agité, — pouls petit, fréquent, un peu dur, — moral inquiet, anxieux, pénible, — face hyppocratique, — anorexie avec sensation de plénitude, — dégoût pour les aliments, — après avoir mangé, pression douloureuse dans la région gastrique et abdominale, avec renvois qui soulagent, — vomissement des aliments avec goût acide à la bouche, — diarrhée de matières indigérées, — urines rares, troubles, foncées, — la digestion ne se fait pas la nuit.

CUPRUM. — Mouvements et tressaillement convulsifs, commençant par les mains et les doigts des pieds, — crampes fréquentes dans les muscles, — grande agitation, — déglutition des boissons avec bruit gloussant le long du pharynx, — vomissement avec sensation pressive dans l'estomac, comme par un corps dur, cette pression est augmentée par le toucher, — les vomissements sont remplacés par des coliques atroces, — spasmes de la poitrine avec oppression anxieuse.

IPECACUANHA. — Malaise continu, — lassitude ou même chûte rapide des forces, — sueurs abondantes, — spasmes par tout le corps, — frissons de longue durée, commençant quelquefois à la région de l'estomac, — horripilation, — frissons grelotants, suivis ou non de chaleur par tout le corps, — sueur pendant les vomissements, — face froide, — langue sèche, chargée d'un enduit jaunâtre, — haleine fétide, — extrémités froides, — spasmes légers des mollets, des doigts et des orteils, — grande soif, — nausées avec envie de vomir, — vomissements fréquents, surtout lorsqu'il n'y a ni diarrhées ni spasmes ou évacuations bilieuses, jaunâtres, verdâtres, d'une odeur acide, avec grands efforts pour vomir, — chaleur et douleur croissante dans l'estomac, — diarrhée violente, abondante, jaunâtre, ou aqueuse, ou bien bilieuse et muqueuse, mêlée de flocons blanchâtres, vers la fin sanguinolente, avec tenesme très-douloureux, — urines diminuées, d'un jaune-foncé.

SECALE CORNUTUM. — Atrophie générale et amaigrissement excessif, — évanouissement, — grande lassitude et paresse, — faiblesse, pesanteur et torpeur des membres, — paralysie, torpeur et insensibilité de la peau, — pétéchies, — tête embarras-

séc, étourdie, — accès de vertiges de diverses na-
tures, — face décolorée avec yeux bordés d'un cercle bleu, — taches livides à la face, — trismus et
grincements des dents, — soif continuelle, — grande
débilité, — coliques avec convulsions, — selles involontaires, avec prostration subite des forces, —
oppression de poitrine et suffocation.

VERATRUM. — Frigidité générale et cadavérique
de tout le corps, avec sueur froide, — froid alter-
nant avec chaleur, — faiblesse excessive, — chûte
rapide et frappante des forces, jusqu'à prostration
complète, — grande agitation et jactation anxieuse,
— défaillances après les évacuations, — colapsus de
tout le corps, — spasmes violents, — raideur té-
tanique de tout le corps, — crampes et convulsions,
— insomnie avec angoisse, ou bien sommeil soporeux avec lamentation en dormant, et gémissements
au réveil, — pouls petit, fréquent, ou même insensible, — délire, — vertiges, — pupilles dilatées,
— yeux ternes comme éteints, — face décomposée,
creuse, hyppocratique, froide et pâle et même bleuâtre, ou rougeur foncée d'une joue et pâleur de l'autre, — face changeante, tantôt rouge, tantôt pâle,
— mutisme ou bien cris anxieux, — bouche sèche,
ou bien écume à la bouche, — langue humide ou
bien chargée d'un enduit jaunâtre, — voix rauque,
creuse, enrouée, — parfois, toux sèche, fatiguante
avec les vomissements, — grande angoisse au cœur,

— crampes et spasmes violents dans les mollets, les pieds et les mains, ou bien dans les extrémités en général, — rétraction des jambes vers le ventre, — les mains du malade sont dans un mouvement continuel, — mains et pieds froids, même bleuâtres, — soif violente, insupportable, avec désir d'eau froide, et qui force à boire souvent, mais peu à la fois, — vomissements immédiats des boissons chaque fois après avoir bu, — vomissements très-fréquents, violents, et selles bilieuses, séreuses, jaunâtres ou muqueuses, laiteuses et blanchâtres, ou bien verdâtres, — évacuations violentes par le haut et par le bas, — renouvellement des vomissements, chaque fois en se redressant dans son lit, — grande angoisse dans la région précordiale, — creux de l'estomac et hypocondre droit tendus, douloureux et très-sensibles au moindre contact, — ventre ballonné, brûlant, — tranchées violentes, surtout à la région ombilicale, — selles diarrhéiques très-fréquentes, pour la plus part séreuses ou en forme de bouillie, écumeuses, blanchâtres comme du petit-lait, ou verdâtres, bilieuses et floconneuses, — tenesme, — secrétion urinaire, très-rare, bleuâtre, ou même tout-à-fait supprimée.

Comme on le voit, il n'est pas étonnant que ce médicament ait fixé, dès 1830, l'attention des médecins par la richesse de ses symptômes cholériques et la variété de ses nuances ; aussi ne pourrait-on nullement se passer de lui.

Je m'arrête. J'ai voulu seulement être utile en servant la cause de l'homœopathie qui est celle de l'humanité qui, lorsqu'elle comprendra ses vrais intérêts, se groupera autour de la médecine nouvelle, comme on s'attache à une ancre de salut.

LISTE DES MÉDICAMENTS HOMOEOPATHIQUES

indiqués dans cette instruction.

Dégrés des Dilutions.

Acidum hydrocyanicum....	3.
Acidum phosphoricum.....	6.
Aconitum...............	12.
Arsenicum..............	12.
Belladona..............	12.
Bryonia...............	12.
Camphora..............	1.
Carbo vegetabilis.........	12.
China.................	6.
Cuprum...............	24.
Ipecacuanha........	3.
Secale cornutum......	6.
Veratrum	12.

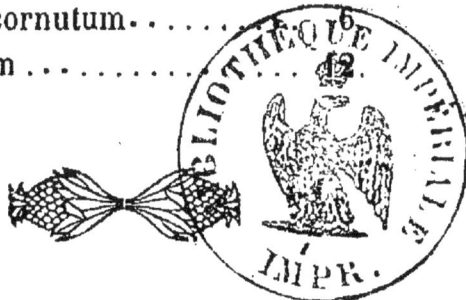